AF385092

Dr ALBERT ROUET

ANCIEN INTERNE DES HÔPITAUX DE PARIS
MÉDAILLE DE BRONZE
DE L'ASSISTANCE PUBLIQUE

TRAITEMENT

DES

PLEURÉSIES A RÉPÉTITION

Par l'Injection gazeuse intra-pleurale

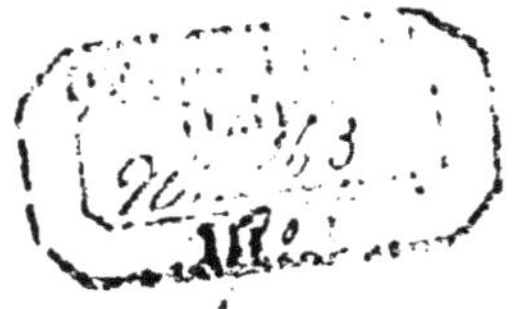

PARIS

Jules ROUSSET

36, RUE SERPENTE

1902

Dr Albert ROUET

CIEN EXTERNE DES HOPITAUX DE PARIS
MÉDAILLE DE BRONZE
DE L'ASSISTANCE PUBLIQUE

TRAITEMENT

DES

PLEURÉSIES A RÉPÉTITION

Par l'Injection gazeuse intra-pleurale

PARIS

Jules ROUSSET

36, Rue Serpente

1902

A LA MÉMOIRE DE MA MÈRE

A MON PÈRE

A M. LE DOCTEUR G. FARGIN

Médecin major de la garde républicaine

A MON MAÎTRE

M. LE DOCTEUR O. TAPRET

Médecin de l'hôpital Lariboisière
Chevalier de la Légion d'honneur

A MON PRÉSIDENT DE THÈSE

M. LE PROFESSEUR CHANTEMESSE

Médecin des hôpitaux
Membre de l'Académie de médecine
Chevalier de la Légion d'honneur

Je ne m'excuserai pas de sacrifier à la tradition en inscrivant au frontispice de ce modeste travail le nom des maîtres qui m'ont instruit dans la science de la maladie et dans l'art de guérir. Les devoirs passent de génération en génération, comme les traditions, et moins qu'elles risquent de périr. Mais n'est-ce pas un devoir que ce culte envers ses maîtres, formulé déjà par Hippocrate dans son « serment » ?

C'est à vous, M. Tapret, qu'ira d'abord ma reconnaissance, si vous le permettez. Vous avez été véritablement mon maître. J'ai pu pendant deux années d'externat profiter de vos bontés et il n'a tenu qu'à moi de m'imprégner plus de votre science merveilleuse de la clinique.

Nous regrettons de n'avoir pu goûter plus longtemps l'enseignement de M. le docteur Brault (externat 1900), qui nous a témoigné une grande sollicitude.

Nous garderons le même souvenir pour nos autres maîtres des hôpitaux de Paris :

M. le professeur Kirmisson (chirurgie infantile ; ortho-
pédie), 1897 ;

M. le professeur Fournier (maladies cutanées et véné-
riennes), externat 1898 ;

M. le docteur Richelot (chirurgie générale ; gynéco-
logie), externat 1899 ;

M. le docteur Muselier (médecine générale), externat
1899-1900 ;

M. le professeur agrégé Bonnaire (obstétrique), 1902.
et pour ceux auprès de qui nous avons pu, dans nos
dernières années d'études, perfectionner nos connaissances :

MM. les médecins des Quinze-Vingts (ophtalmologie) ;
M. le docteur Martha (consultations d'oto-rhino-
laryngologie de l'Hôtel-Dieu) ;
M. le docteur Sabouraud (maladies du cuir chevelu) ;
M. le docteur Herbet, prosecteur de l'amphithéâtre
d'anatomie des hôpitaux (opérations de chirurgie d'urgence).

Nous n'oublierons pas ceux qui nous ont donné notre
première instruction, ce qu'Hippocrate appelle « le bon
grain semé dans la bonne saison » ; ce bon grain, nous
le devons à nos professeurs du collège de La Châtre et
du lycée de Châteauroux, et autant qu'à nos professeurs
de sciences, à nos professeurs d'humanités. Le médecin
vise plus haut qu'à être un savant contemplatif. « Le
savant contemple, l'art seul est esthétique et moral ».
(R. Doumic.) Le grand clinicien Trousseau n'avait-il pas
enseigné la rhétorique dans ce même lycée auquel nous
avons appartenu ?

INTRODUCTION

Il est des pleurésies, dans lesquelles l'épanchement récidive après chaque thoracentèse avec une ténacité qui désespère le clinicien et le laisse désarmé.

C'est contre ces épanchements pleuraux à répétition que M. le professeur agrégé Vaquez a eu l'idée d'employer la ponction, complétée par les injections intrapleurales de gaz stérilisés ; et il a fait sur ce sujet, avec son interne M. Quiserne, une communication à la séance de la Société médicale des hôpitaux du 23 mai 1902.

M. Vaquez a bien voulu nous autoriser à faire de cette question le sujet de notre thèse inaugurale et il nous a guidé dans ce travail avec une affabilité pour laquelle nous tenons à lui exprimer notre bien vive reconnaissance.

L'insuffisance et les inconvénients de la thoracentèse simple, comme moyen de traitement des épanchements à répétition, sont intimement liés dans leur pathogénie à l'état anatomique spécial de la plèvre dans ces épanchements, et aux variations de la pression intra-pleurale lors de la production du liquide, ou lors de son évacuation.

Aussi avons-nous cru devoir diviser notre travail de la façon suivante :

Première partie.

Conséquences de la pression intra-pleurale et de l'état anatomique de la plèvre, dans la thoracentèse des pleurésies à répétition.

Moyens proposés pour remédier à ces inconvénients.

Deuxième partie.

L'injection intra-pleurale de gaz stérilisés.

Chapitre I. — Observations et analyse.

Chapitre II. — Discussion : innocuité; efficacité; évolution; indications.

Chapitre III. — Manuel opératoire.

PREMIÈRE PARTIE

Conséquences de la pression intra-pleurale et de l'état anatomique de la plèvre dans la thoracentèse des pleurésies à répétition. — Moyens proposés pour remédier à ces inconvénients.

Depuis que l'on sait, par les travaux de M. Landouzy, de MM. Kelsch et Vaillard, que la pleurésie séro-fibrineuse la plus franche en apparence, est pathogéniquement sinon toujours cliniquement « fonction d'une autre maladie », la tuberculose, il est établi qu'il y a dans toute pleurésie trois éléments contre lesquels doit être dirigé le traitement, si l'on veut faire œuvre d'une thérapeutique scientifique, « pathogénique en ses indications. »

Ces trois éléments sont : la maladie, cause première de l'affection pleurale ; la réaction locale de la séreuse lésée et enfin la conséquence de cette réaction, l'épanchement.

Le traitement qui vise le premier de ces éléments et qui, en ce qui concerne la tuberculose en particulier, est surtout diétético-hygiénique, ne nous occupera pas. Quant aux traitements des deux autres éléments ils sont intimement liés l'un à l'autre, car il faut modifier la plèvre pour faire disparaître l'épanchement.

C'est dans ce but qu'on a employé à peu près toutes les actions thérapeutiques connues : la méthode révulsive, la méthode dérivative, la méthode antiphlogistique, la méthode contro-stimulante, sans compter le régime arabique, et plus récemment l'électrocentèse.

L'idée d'évacuer directement le liquide intrapleural quand sa résorption ne tendait pas à se faire, ou quand il devenait menaçant par sa quantité, est venue aux médecins les plus anciens. Mais la thoracentèse passa par des épreuves bien diverses, jusqu'au jour où Trousseau la vulgarisa, et où un de ses élèves, M. le professeur Dieulafoy en mit le manuel opératoire à la portée de tous par l'invention du premier appareil aspirateur. Dès la renaissance de la thoracentèse renaissait aussi l'idée des injections intrapleurales modificatrices.

« Mais quand la facilité opératoire de la thoracentèse fut réduite à sa plus simple expression, les plus timides furent enhardis ; on ponctionna à outrance, on s'arma du trocart et on attendit avec impatience la formation de l'épanchement ; on abusa de la puissance des aspirateurs, on vida à fond les plèvres, et cet engouement devait avoir des conséquences désastreuses. » (De Gouyon, th. Paris, 1882) Foucaul rapporta 16 cas de mort subite après la thoracentèse et Terrillon signalait les dangers de l'expectoration albumineuse. La thoracentèse a pu produire aussi un hémothorax, un pneumothorax par rupture d'une caverne superficielle. Enfin, en dehors de ces accidents graves, la fin de la thoracentèse est souvent marquée par des phénomènes subjectifs fort pénibles pour le malade : sensations de tiraillements, de déchirements intérieurs, quelquefois même douleur très vive, intolérable, avec tendance syncopale, toux et congestion œdémateuses du poumon.

C'est sous l'influence de ces faits qu'eut lieu en 1892 à l'Académie de médecine la célèbre discussion où MM. Potain et Dieulafoy posèrent clairement les indications de la thoracentèse, discutable ou urgente, et établirent le principe de limiter l'évacuation à une partie seulement de l'épanchement. M. Pitres pour être sûr de ne pas faire une aspiration trop intense a proposé d'utiliser une pompe de force aspiratrice limitée, ou un simple trocart muni d'un tube de caoutchouc de longueur telle que le siphon n'eût qu'une force mesurée. Furbringer conseille de limiter la puissance de l'appel exercé en ne pratiquant le vide que par une simple aspiration buccale dans le flacon aspirateur.

En observant ces principes, en se guidant surtout sur les sensations fournies par le malade, on peut certainement pratiquer la thoracentèse en toute sécurité, et en obtenir tous les effets utiles. Les phénomènes de gêne respiratoire et circulatoire qu'entrainait l'abondance de l'épanchement sont supprimés, l'état général et local en est amélioré et l'on voit ce qui reste de liquide se résorber rapidement.

Malheureusement il n'en est pas toujours ainsi. S'il s'agit d'une pleurésie d'origine dyscrasique ou mécanique l'épanchement peut se reproduire. Quand il s'agit d'une pleurésie d'origine bacillaire deux ordres de phénomènes peuvent se présenter : ou bien le liquide se reproduit, ou bien la tuberculose pulmonaire sous-jacente s'aggrave.

Le liquide dont la quantité était telle qu'elle avait commandé une thoracentèse d'urgence, remonte, quelquefois en très peu de temps, en quelques jours, au niveau primitif. Une nouvelle ponction produit le même résultat ; il semble même que plus les ponctions sont répétées, plus le liquide a tendance à se reproduire. Or ce n'est pas sans inconvénients graves qu'on extrait à des intervalles si rapprochés, des quantités souvent considérables de liquide pleural. Ce liquide en effet n'est que du sérum modifié, et le retirer c'est faire en quelque sorte des saignées répétées. De plus l'exsudat aurait un rôle bactéricide ; P. Courmont a démontré qu'il avait un pouvoir agglutinatif sur les bacilles de Koch, pouvoir très net, en général plus accentué même que le pouvoir agglutinatif du sérum sanguin pris chez le même malade.

C'est pour répondre à la première de ces objections que Rogerer de Vienne avait eu l'idée en 1880 de faire passer, pendant la ponction, le liquide de l'épanchement dans le tissu cellulaire sous cutané, pour qu'il s'y résorbât. C'est pour répondre à la seconde que Gilbert de Genève pratique une sorte d'autosérothérapie avec le liquide de l'exsudat.

Le praticien, dans ces cas, n'est pas sans embarras. D'une part il se sent la main forcée par l'épanchement qui menace ; de l'autre il est retenu par la crainte d'une intervention au moins inutile puisque le tubercule, cause de l'épanchement, n'en peut subir aucune modification capable d'en provoquer le retour à l'état fibreux.

Mais bien souvent l'intervention n'est pas qu'inutile, elle peut être dangereuse. Si Trousseau pensait que l'épanchement pleural a une action funeste sur l'évolution du tubercule, d'autres, Laennec, Pidoux, M. Cornil pensent qu'il est de nature à enrayer la maladie par la compression du poumon et la non-vascularité de l'organe.

Litten a rapporté trois cas d'éclosion rapide d'une granulie à la suite de l'évacuation du liquide pleural (*Charité Annalen*, 1882). M. Tapret a signalé un fait semblable en 1885 (*Arch. gén. de méd.*, 1er sem.) chez un malade à qui on avait pratiqué, sur sa demande, trois ponctions successives à huit jours d'intervalle chacune et qui furent respectivement de 3000 gr., 1500 gr., et 400 gr. Montagnon (in *Loire médicale* 1891) rapporte deux observations d'épanchement récidivant où se produisit une conséquence semblable. Le premier de ces malades fut atteint d'une pleurésie avec peu de lésions tuberculeuses pulmonaires ; il dut subir quatre ponctions d'urgence dans l'intervalle de quatre mois ; les lésions pulmonaires s'aggravèrent et entraînèrent la mort au bout de ce temps. Or tandis que le poumon droit n'avait que quelques tubercules au sommet, le gauche qui était du côté de la pleurésie, était « farci de tubercules avec points ramollis ; plusieurs cavernes de la grosseur d'une noix et remplies d'un liquide verdâtre

purulent ». M. Galliard estime également qu'il y a une
compression préservatrice de l'organe par l'épanchement liquide, autrement dit pleurésie providentielle
(*Sem. médicale*, 9 juin 1897).

Ainsi donc, la thoracentèse, au cas de pleurésie à répétition, peut entraîner des conséquences qui se voient
d'ailleurs même dans les pleurésies qui ne récidivent
pas, mais qui sont des phénomènes évitables.

Elle peut en outre avoir des conséquences qui lui sont
spéciales et qui sont de faciliter la récidive, d'aggraver
la lésion pulmonaire.

Comment s'expliquent ces phénomènes, quelle en est
la pathogénie et par suite comment peut-on chercher à
les éviter ?

C'est un fait que certaines pleurésies, même d'origine
bacillaire, ne sont pas aggravées ou même ont leur évolution hâtée par la thoracentèse. Un épanchement qu'on
a dû ponctionner d'urgence, ou qu'on a ponctionné avec
prudence pour aider à la résorption trop lente, car il
semble que la tuberculose diminue d'une façon spéciale
le pouvoir d'absorption de la plèvre, un tel épanchement
peut fort bien ne pas se reproduire et la guérison sur-
venir.

Qu'y a-t-il donc de spécial dans ces autres épanchements qui récidivent fatalement ?

S'il s'agissait d'un épanchement purement mécanique, d'un hydrothorax, l'explication serait facile et évidente : la cause mécanique, cause efficiente de l'épanchement, subsistant, le liquide se reproduit fatalement.

Mais quand il s'agit d'une pleurésie d'origine bacillaire, l'explication est moins facile. C'est un fait constaté par nombre d'auteurs que ces pleurésies récidivantes sont surtout des pleurésies coïncidant avec une tuberculose pulmonaire récente ; ce sont des pleurésies du début de la tuberculos. , et même leur tendance à récidiver est souvent un bon signe de leur nature. C'est l'opinion qu'émet le professeur Perret de Lyon. dans ses cliniques, à propos d'un malade où la pleurésie récidiva à la suite de sept ponctions. Montagnon (*loc. cit.*) a constaté cette même influence, et Ferrand (In *Thèse*, Paris, 1881) dit aussi que ces épanchements du début de la tuberculose ont une grande prédisposition à la récidive. Il ajoute que ces récidives se font sous l'influence de petites poussées inflammatoires.

Et en effet la thoracentèse ne peut agir sur les tubercules par un processus curateur ; elle déplisse et mobilise le poumon, y détermine un afflux sanguin, d'où des poussées irritatives nouvelles. Mais bientôt, quand la maladie dure depuis un certain temps, la plèvre et le poumon présentent des lésions de plus en plus importantes ; la plèvre est épaissie, sclérosée, ses voies d'absorption. vaisseaux lymphatiques et capillaires sanguins sont obstruées ; le poumon est rétracté. et quelquefois maintenu d'une façon presque absolue par des adhérences qui l'unissent à la colonne vertébrale. Dans ces conditions l'aspiration ne peut le déplisser, le mobiliser. il reste une cavité vide qui pratique une véritable succion. un véritable appel pour une nouvelle exsudation.

Il en résulte que les causes qui font la thoracentèse

insuffisante ou même dangereuse sont d'ordre mécanique. Or il en est de même des incidents ou accidents qui peuvent suivre immédiatement l'intervention elle-même. Tous les dangers importants viennent des modifications qui se passent du côté de la pression intra-pleurale.

Ces modifications ont été d'abord étudiées par M. Peyrot (1876), puis Leyden, Quincke (1878); Homolle (1879 qui se basait sur des faits observés dans le service de M. Potain.

Le professeur Pitres, de Bordeaux, est revenu à différentes reprises sur cette question.

Normalement la pression intrapleurale est négative ; or l'épanchement aurait pour effet d'établir une pression positive qui dans certains cas pourrait atteindre 30 à 40 millimètres de mercure. Le vide pleural joue un grand rôle non seulement dans les phénomènes de la respiration, mais dans ceux de la circulation, dans le débit du ventricule et la tension artérielle, comme l'ont montré les expériences de Franck (1877). Dès lors l'aspiration en ramenant rapidement la pression à un chiffre de nouveau négatif, détermine les effets d'une puissante ventouse, capable d'agir sur les points les moins résistants, oreillettes et grosses veines intrathoraciques, sur le parenchyme pulmonaire également.

On comprend que ces accidents seront d'autant plus faciles que le poumon aura moins de tendance à se mobiliser pour combler ce vide dont l'influence est nocive. Les accidents ont pu se produire même sans aspiration avec la simple canule de Reybard, mais M. Pitres dé-

montre que la façon dont on employait cette canule pou
vait parfaitement créer le vide dans la plèvre.

Le professeur Bard, de Genève, a repris récemment
l'étude de la pression des épanchements pleuraux. Il
pense que les procédés de mensuration de pression em·
ployés par ses devanciers sont entachés de nombreuses
causes d'erreur : erreurs dues aux mélanges des gaz et
des liquides dans les tubes manométriques ; erreurs
dues au calibre insuffisant des canules par rapport à
ceux des tubes auxquels elles sont reliées ; dues aussi
au niveau variable du point de ponction, d'où des colon-
nes liquides de différentes hauteur à l'embouchure de
la canule ; erreurs dues, enfin, à l'effet de la variabilité
rythmée de la pression intrapleurale sur son enregistre-
ment extérieur.

Toutes ces causes ont le même effet, l'élévation des
pressions minima et des pressions moyennes. M. Bard
mesure alors la pression en colonne d'eau par un procédé dont la parfaite exactitude est contrôlée par des
expériences. Des considérations théoriques lui faisant
penser « qu'une surpression intrapleurale d'origine purement liquidienne, et persistant à l'inspiration devait
être complètement incompatible avec la persistance de la
fonction respiratoire et par suite de la vie », il a démontré expérimentalement que la puissance d'absorption
normale de la plèvre pour les liquides oppose une véritable impossibilité à la création de pressions positives,
liquidiennes, intrapleurales ; et que d'autre part si l'on
supprime l'absorption pleurale par un artifice expéri-
mental, « les efforts respiratoires et la dyspnée parvien-

neut assez longtemps à maintenir une pression négative
aux deux temps, plus longtemps encore à la maintenir
à l'inspiration. Dès qu'ils n'y réussissent plus, dès que
la pression est positive aux deux temps, si peu que ce
soit, la mort est rapide presque subite, en tout cas iné-
vitable à très bref délai. » Donc, « contrairement à l'opinion classique que les épanchements liquides présentent
une pression positive variant de 10 à 30 mm. de mercure..., la pression superficielle des plus grands épanchements est certainement toujours négative à l'inspiration dans les respirations calmes ; elle l'est aussi dans
l'immense majorité des cas, sinon toujours à l'expiration ».

M. Bard tire de son étude des conséquences cliniques
fort intéressantes, mais dont nous ne pouvons retenir
que celles qui importent à notre sujet, c'est-à-dire qui
touchent à la pratique de la thoracentèse, et au sujet
desquelles M. Bard s'exprime ainsi : « Il est d'ailleurs
évident que l'état du poumon sous-jacent à l'épanchement, la facilité avec laquelle il cède à l'appel exercé sur
lui par l'évacuation du liquide ou au contraire la violence
qu'il en éprouve, sont les facteurs principaux desquels
dépend l'influence heureuse ou nuisible de la ponction.
Or je ne crois pas que l'abaissement au-dessous des
limites physiologiques soit rare dans les ponctions faites avec les appareils aspirateurs dans les pleurésies
aiguës ; il est certainement fréquent dans les pleurésies chroniques. Je ne crois pas davantage que les accidents qui en résultent ne soient que des accidents théoriques ; il me paraît au contraire certain que c'est bien

à cet abaissement excessif que sont dus presque tous les accidents. » Pour les éviter, M. Bard pense qu'il y a lieu de pratiquer les ponctions à l'aide d'un simple siphon, ce qui est facile dans tous les cas à l'aide de quelques précautions simples. Nous devons dire à ce sujet, qu'au cours des deux années d'externat que nous avons passées dans le service de M. Tapret, nous avons vu notre excellent maître n'employer presque exclusivement que le procédé du siphon et que dans tous les cas l'évacuation s'est faite facilement et sans accidents. Mais M. Bard munit son siphon d'un tube de verre à l'aide duquel il relève la pression intrapleurale, et prend pour règle de s'arrêter dès que la pression inspiratoire brute est faiblement négative, c'est-à-dire que le niveau du liquide dans le tube reste dans les expirations calmes à 1 ou 2 centimètres au-dessous du niveau de la ponction ; on peut estimer que la pression superficielle intrapleurale est alors ramenée à peu près à la pression physiologique.

La réalité de cette pression négative dans les épanchements pleuraux sera-t-elle confirmée ultérieurement ? Elle semble du moins appuyée par ce fait indiqué par M. Bard ; c'est que les trajets de ponction pleurale ne sont jamais le siège d'un suintement consécutif, comme cela a lieu si souvent dans les ponctions abdominales. D'autre part nous n'avons jamais vu l'écoulement se produire de lui-même par le procédé du siphon, tant que celui-ci n'était pas amorcé. Mais néanmoins, un doute restait dans notre esprit, en nous remémorant l'ancien procédé de la canule de Reybard ; comment pouvait alors se produire l'écoulement, si la tension est réellement négative ? Peut-être, le niveau du liquide au-dessus du point de ponction était-il suffisamment haut pour que dans l'espace où était la canule, la pression fût au début et dans certains cas, positive ; mais le fait ne devait pas être constant. Nous nous sommes alors reporté à la description que Trousseau donne de la thoracentèse dans ses cliniques de l'Hôtel-Dieu, et où il est dit : « Il est un cas que vous rencontrerez souvent ; la canule est au milieu du liquide épanché : cependant celui-ci ne coule pas. Cela dépend de la manière dont le malade respire. D'une part il ne respire qu'avec le poumon du côté sain ; d'autre part, le côté du poumon affecté, complètement refoulé contre la colonne vertébrale, ne contient pas d'air, qui peut seul, par la pression qu'il exerce de haut en bas sur le liquide, favoriser son écoulement. Cet écoulement n'a donc lieu qu'après qu'on a recommandé au patient de faire de grandes inspirations, et mieux encore de faire des efforts, de pousser comme pour aller à la garde-robe. Le liquide jaillit par la canule, puis après un certain temps, il sort en bavant, le jet ne reprenant que sous l'influence des efforts ; les efforts de toux produisent les mêmes effets ; mais si au début il est nécessaire d'engager le malade à tousser, cela devient bientôt inutile ; il finit par avoir des quintes fréquentes et involontaires. »

En tout cas que la pression intrapleurale, au cas d'épanchement, puisse ou non atteindre un chiffre positif, il n'en est pas moins certain qu'il y a toujours au moins surpression par rapport à la pression normale, et que la thoracentèse provoque une dépression. De ces alternatives naissent les dangers ou l'insuffisance de la ponction dans les épanchements à répétition, et on ne peut les éviter même en limitant l'évacuation jusqu'à une dépression déterminée ; le poumon n'en est pas moins mobilisé et tiraillé.

Manuel Ribas y Perdigo, dans une communication au Congrès international de médecine de Paris en 1900, en signalant ces cas où l'intervention est délicate, pense qu'on peut éviter les accidents par une injection préventive de morphine. Mais il est évident qu'on ne peut agir ainsi sur les phénomènes d'ordre mécanique, on supprime seulement les phénomènes subjectifs qu'éprouve le malade, c'est-à-dire ce qui est pour Ribas y Perdigo lui-même le meilleur critérium pour limiter l'évacuation.

En somme, il est établi que la thoracentèse peut être insuffisante ou dangereuse même, dans les épanchements à répétition.

Dans ceux du début de la tuberculose, parce qu'elle n'agit pas sur le processus, l'irrite même par les déplissements successifs du poumon.

Plus tard, parce que le poumon et la plèvre étant sclérosés ne peuvent se mobiliser pour combler le vide pleural.

Mais dans l'un et l'autre cas la pathogénie des accidents est d'ordre mécanique et le moyen de s'y opposer serait de vider la plèvre sans y modifier d'une façon sensible la pression.

C'est pour répondre à cette nécessité que Lewaschew

avait eu l'idée de pratiquer dans la plèvre des injections substitutives. Au fur et à mesure de la soustraction de l'épanchement, il injecte du sérum artificiel, ce qui lui permet de réduire au minimum les variations de pression et de retirer tout le liquide. Il a noté chez ses malades l'absence de gène de la respiration et de douleur après la ponction, quelquefois même une sensation de bien-être.

Mais ce procédé a le défaut de conserver du liquide qui n'est pas sans inconvénients et qu'une plèvre trop altérée a peu de tendance à résorber.

DEUXIÈME PARTIE

L'injection intrapleurale de gaz stérilisés.

CHAPITRE PREMIER
Observations et analyse.

Le moyen de pratiquer la thoracentèse en conservant les avantages de la pression, et en supprimant les inconvénients de la présence du liquide dans la plèvre, consiste à remplacer ce liquide par un gaz.

Il y a déjà longtemps que l'on a injecté du gaz dans les séreuses ; les premiers essais réunis dans la thèse de Billot (Paris, 1855) ont été faits sur la séreuse vaginale dans le but de déterminer une irritation adhésive.

Après l'erreur heureuse de Spencer Wells en 1862 et les discussions qui suivirent sur l'influence de l'air dans la péritonite tuberculeuse, Potain, Teissier, Chatin, Picot et d'autres en France, Mosetig Moorhof en Autriche, Duran en Espagne, injectèrent dans la grande séreuse abdominale, qui de l'air, qui de l'oxygène ou de l'azote.

Des injections d'air dans les méninges même, sont signalées dans la thèse de Baills (Lyon, 1896).

En ce qui concerne la plèvre, les premiers faits connus sont de von Roser (*Arch. Heilkunde*, 1864), cité dans la thèse d'agrégation de Damaschino et qui fondait de grandes espérances sur un procédé de ventilation pleurale qui lui avait donné 30 cas de guérison dans des pleurésies purulentes. C'est en somme la perflation, reprise depuis en Angleterre par Ewart et Benham (Soc. méd. de Londres, 1897). Les faits suivants sont des injections accidentelles d'air produites au cours d'une thoracentèse, comme le cas du service de M. Béhier, signalé dans la thèse de Castiaux, 1873. Forlanini, dès 1880, proposait le traitement de la tuberculose pulmonaire par la production d'un pneumothorax artificiel; il n'appliqua cette méthode qu'en 1894; le pneumothorax fut provoqué par l'injection intra pleurale de 200 à 250 cmc. d'azote. Cayley et Hulke en 1885 (Soc. clin. de Londres) provoquèrent, sans succès d'ailleurs, un pneumothorax artificiel pour traiter une hémoptysie profuse. Le professeur Potain communiquait à la séance de l'Académie de médecine du 24 avril 1888 trois cas de malades atteints d'un pneumothorax guéris « par une méthode non utilisée jusqu'ici et qui a consisté en injections d'air stérilisé ». Il concluait que ce procédé permet d'évacuer tout l'épanchement en y substituant le gaz; supprime les inconvénients de l'épanchement abondant ou d'une évacuation rapide; évite les ponctions fréquentes et menage la distension lente et progressive du poumon; favorise enfin la guérison des lésions tuberculeuses pulmonaires en laissant le poumon immobile.

Le professeur Arnozan, de Bordeaux, a traité de la même façon en 1896, un malade atteint de pneumothorax (in *Thèse* Brial, Bordeaux, 1898).

Le professeur Abel Ayerza, de Buenos-Aires, dès 1888, employa l'injection intrapleurale d'air stérilisé, pour obtenir l'évacuation complète des épanchements, si grands qu'ils fussent, en évitant les dangers du déplissement brusque du poumon ; et pour faire à la pleurésie un traitement analogue à celui de la péritonite. Il substitua bientôt à l'air, l'oxygène, parce que l'absorption de ce gaz est plus facile et parce que, *in citro* et sous pression, il a une action empêchante sur les bacilles de Koch. Ce traitement fut d'abord appliqué systématiquement dans tous les cas ; actuellement Ayerza ne l'emploie plus que dans les pleurésies où l'origine tuberculeuse est affirmée cliniquement par l'état du poumon, ou, dit-il, par la tension artérielle ; incidemment dans les pleurésies franches aiguës quand il s'agit d'évacuer un grand épanchement. L'indication en est surtout établie dans les pleurésies subaiguës ou chroniques. (A. Bunge : Contribucion al estudio del tratamiento de la tuberculosis de las serosas. *Thèse*, Buenos-Aires, 1900).

M. Picot, de Bordeaux, cite deux faits dont un suivi de guérison où il a traité la pleurésie par l'injection d'air (*Clinique médicale*, 1892).

Le premier cas que nous ayons trouvé relatant l'influence bienfaisante de l'air dans la plèvre, au cas de

pleurésie à épanchement récidivant, est dû à la production d'un pneumothorax accidentel.

Il a été rapporté par Secrétan (In *Revue méd. de la
Suisse romande*, juin-juillet 1888) et nous le reprodui-
sons à cause des réflexions qu'il a suggérées à cet
auteur.

OBSERVATION I (Résumée.)

Secrétan, *Revue médicale de la Suisse romande*.)

*Pleurésie à épanchement récidivant guérie par un pneumo-
thorax accidentel.*

Homme de 52 ans, bien constitué, sans tuberculose appa-
rente, atteint depuis un an et demi d'épanchement séreux déve-
loppé progressivement dans la plèvre gauche.

Quatre frères bien portants, deux autres morts d'affection pulmonaire ; sept enfants dont quatre sont en bonne santé, les deux
premiers paraissent avoir succombé à des méningites, le der-
nier a une maladie de poitrine.

18 juillet. — Il arrive avec le diagnostic d'épanchement pleurétique ancien fait par le médecin qu'il a consulté. T. 37°4 m.,
38° s.

Respiration accélérée, légère voussure du thorax à gauche et
diminution de l'expansion respiratoire. La matité remonte en
arrière jusqu'à l'épine scapulaire, et en avant jusqu'au bord
inférieur de la deuxième côte. Souffle tubaire avec broncho-
phonie de la voix soufflée.

Abolition des vibrations vocales pour la main et pour l'oreille.
Le cœur est déplacé à droite, le maximum des bruits de la
pointe à deux centimètres à droite du bord droit du sternum.
Malgré l'étendue de l'épanchement, l'état général est satisfaisant ; le malade marche encore sans trop de peine, il dort assez
bien et souffre peu au lit.

Pour compléter le diagnostic on pratique aussitôt la thoracentèse dans le sixième espace intercostal au niveau de la ligne axillaire moyenne. Ce n'est que grâce à un vide fréquemment renouvelé que l'on retire 80 grammes de liquide séreux, jaune foncé, limpide, parfaitement diaphane.

L'opération est suivie d'une amélioration insignifiante qui ne dure pas.

25 juillet. — L'épanchement s'accroît.

26 juillet. — L'épanchement s'élève au dessus de la 2ᵉ côte. la température du soir monte à 38°7.

38°9 les trois jours suivants.

30 juillet. — L'épanchement envahit complétement le sommet du thorax ; le cœur est fortement disloqué ; le pouls est à 110, la dyspnée inquiète le malade dont l'état subjectif est encore passable.

On pense à faire un empyème. mais on se résout à tenter une nouvelle thoracentèse.

La canule est enfoncée dans le sixième espace au niveau de la ligne axillaire moyenne. On enlève d'abord assez facilement 500 grammes de liquide. qui ne sort ensuite que lentement comme la première fois. Après avoir renouvelé le vide trois ou quatre fois, le liquide se met à couler avec une étonnante facilité. Le malade ne paraissant nullement éprouvé. on aspire en tout 3 lit. 200 gr.

Tout à coup de l'air entre bruyamment dans le récipient comme un jet de vapeur ; la canule est enlevée aussitôt.

On constate alors les signes d'un vaste pneumothorax, déterminé par une rupture pulmonaire. Partout. sauf à la base sur une faible hauteur, l'air a pris la place du liquide ; le malade tousse un peu, il respire plus facilement et dit qu'il se sent bien mieux.

Aucune réaction dans la journée. T 37°5 le soir.

Le lendemain, 31 juillet. — État subjectif bon.

Appétit meilleur. R. 30 ; T. 37°8 le soir. A la base on dessine autour du côté gauche par la percussion une ligne de tympanisme très élevé ; son hydro aérique caractéristique marquant la ligne de niveau du liquide et de l'air.

Matité en arrière, 6 cm. de hauteur. Succussion hippocratique perceptible même à distance.

A l'auscultation très lointaine respiration en arrière, vagues vibrations vocales. En avant silence respiratoire, retentissement amphorique de la toux, bruit d'airain.

En somme pneumothorax libre total.

Les jours suivants : amélioration générale et diminution du pneumothorax. Plus de températures fébriles. Le malade se félicite de l'opération dont l'observateur se réjouissait peu lui-même le premier jour.

4 août. — Etat général excellent. Le malade se trouve mieux qu'il y a un an.

Les jours suivants le liquide ne se reforme pas ; la matité diminue. On entend en arrière la respiration et les vibrations vocales, tandis qu'en avant les bruits sont très lointains et le retentissement amphorique de la toux perceptible.

8 août. — Le poumon prend toujours plus de place en arrière.

15 août. — La limite de l'exsudat a baissé jusqu'à la dixième vertèbre dorsale. Quelque peu de succussion. Le malade a augmenté de trois livres en 8 jours.

27 août. — A peine un mois après l'opération il n'y a plus aucun signe d'exsudat ni de pneumothorax. Le malade ne se sent plus aucun mal et veut reprendre son état de vigneron.

Voici maintenant les réflexions que cette observation suggérait à Secrétan :

« Dans un cas semblable au lieu de provoquer comme nous l'avons déjà fait accidentellement une rupture du poumon par le vide, il conviendrait d'injecter comme le fait Potain de l'air stérilisé dans la plèvre à mesure que le liquide s'écoule.

« Ce n'est donc pas seulement dans le pleuro-pneumo
thorax que la substitution de l'air élastique au liquide
séreux incompressible peut être avantageuse, elle doit l'être
aussi dans les épanchements séreux chroniques que la
thoracentèse ne suffit pas à évacuer suffisamment, et
qui menacent par leur exagération la vie du malade. »

Lorsque M. le docteur Vaquez prit le service de l'hôpital Saint-Antoine, le 25 décembre 1901, il y trouva un
malade en traitement depuis sept mois pour une de ces
pleurésies désespérantes, où le liquide se reformait après
chaque ponction et avec une abondance telle qu'une
nouvelle thoracentèse s'imposait. C'est dans ces conditions qu'il créa la méthode de traitement dont nous
nous occupons ici. Voici d'ailleurs cette observation :

OBSERVATION II

(Hôpital Saint-Antoine, service de M. Vaquez.)

Pleurésie avec épanchement à répétition ;
injection d'air stérilisé.

A..., 25 ans, garçon livreur, entré à l'hôpital le 25 mai 1901,
pour une pleurésie gauche. Il a déjà subi 12 ponctions à des
intervalles presque réguliers de trois semaines à un mois et
qui ont donné issue chaque fois à une quantité de 1 litre à
1 litre 1/2 de liquide séreux.

Pas d'antécédents héréditaires à noter. Le malade a toujours
été bien portant jusqu'en mai 1901 ; à cette époque après une
période de malaise, il fut pris de fièvre et d'un point de côté
dans la partie gauche du thorax. Il resta quelque temps chez

lui, et sur les conseils de son médecin il entre à l'hôpital où une ponction est jugée nécessaire dès le lendemain.

Son état général s'améliore ensuite, mais le liquide reparait et impose une nouvelle ponction trois semaines plus tard. Douze ponctions sont ainsi pratiquées jusqu'au 21 novembre où l'on retire 1.500 gr. de liquide séreux.

Au 25 décembre. l'état général est assez bon ; le malade mange avec appétit, mais il ne peut marcher sans être pris de dyspnée, il est même obligé de garder le lit.

L'examen du côté gauche du thorax dénote un épanchement très abondant. Il n'y a pas de déformation de la paroi, peut-être un peu d'ampliation. La matité est absolue de la base à la fosse sous épineuse ; léger skodisme dans la fosse sus-épineuse. Silence respiratoire absolu du côté gauche ; respiration supplé mentaire et souffle pleurétique très net dans la fosse sus-épineuse. Skodisme sous-claviculaire qui fait place à trois travers de doigt sous la clavicule à de la submatité ; plus de vibrations à ce niveau. Respiration rude et soufflante dans la fosse sous-claviculaire. Matité absolue de l'espace de Traube.

A droite la tonalité est normale, avec peut-être une tonalité un peu élevée. Respiration supplémentaire. En avant auscultation et percussion normales ; skodisme sous-claviculaire.

La pointe du cœur bat dans le cinquième espace intercostal, un peu en dedans du mamelon. La percussion montre que le cœur déborde de 1 cent. 1/2 le bord droit du sternum. Pas de bruit anormal aux orifices, mais l'auscultation révèle le dépla-cement de la pointe et de tout l'organe sur la droite.

Le foie n'est pas abaissé ni douloureux.

Le malade ne souffre pas. il a seulement un peu de dyspnée ; pas de cyanose

7 janvier. — Le liquide remontant en avant jusqu'à un travers de doigt au-dessous de la clavicule, on pratique une nouvelle ponction au lieu d'élection : un litre de liquide séreux.

8 janvier. — Bon état général. Sonorité jusqu'au tiers

inférieur du poumon gauche. Le cœur cependant n'est pas revenu à sa position normale.

15 janvier. — Le liquide s'est reformé et monte à la limite supérieure du tiers moyen.

20 janvier. — Le liquide s'est complètement reformé et atteint le même niveau qu'il y a quinze jours, lors de la précédente ponction. On décide d'intervenir le lendemain.

21 janvier. — Il s'agit de la 14e ponction ; M. Vaquez décide l'injection d'air stérilisé.

Opération :

Ponction au lieu d'élection avec le trocart n° 1. on retire avec l'appareil Potain un litre de liquide séreux un peu louche.

Introduction immédiate d'un litre d'air stérilisé avec un appareil analogue à celui qu'employait M. Potain pour le pneumothorax. Il se compose de deux flacons à deux tubulures, communiquant par un siphon amorcé. L'air se stérilise en ne pénétrant que par un tube muni d'un tampon d'ouate et stérilisé à 120° au Poupinel. L'appareil est muni d'un manomètre à mercure par lequel il est possible d'établir la pression intrapleurale pour la ramener à celle qui existait avant l'évacuation. Aucune intolérance de la part du malade ; pas de douleurs thoraciques, pas de gêne respiratoire ; le pouls reste bon et sans variations ; l'air dans la plèvre est donc parfaitement supporté. L'opération faite à 11 heures du matin a duré de vingt à vingt cinq minutes.

A 2 heures de l'après-midi le malade est pris subitement d'un grand frisson avec dyspnée et angoisse précordiale ; cyanose, vertiges et tendances syncopales ; le pouls est filiforme, mal frappé, la température est de 40°2. L'interne de garde fait pratiquer une injection de caféine. Ce malaise dure peu, et lors de la contre visite, à 6 heures, le malade a repris son aspect

normal ; sa température est à 37°2 ; le pouls bien frappé à 84 ;
plus de dyspnée ; le malade demande à manger. Un frisson et
une poussée de température analogues à ce qui s'est passé se
seraient déjà produits lors d'une des ponctions précédentes que
le malade ne peut préciser. Pas de rougeur du côté de la plaie
de ponction ; les signes physiques dénotent la présence de l'air
dans la plèvre.

22 janvier. — Bon état général. T. 37°. Pas de dyspnée.
Signes de pneumothorax à gauche.

25. — Rien à signaler.

30. — État satisfaisant. T. normale. Le malade mange et
dort bien

Examen de la poitrine du côté gauche :

A la base, zone de matité absolue commençant à deux travers
de doigt au dessous de l'orifice de la ponction ; dans cette zone,
vibrations absolument abolies, silence complet. Bruit de
succussion hippocratique et tintement métallique.

Au dessus de la zone de matité, sonorité tympanique, vibrations très affaiblies. Murmure vésiculaire perceptible dans
la fosse sous épineuse. Résonnance de la voix à ce niveau.

En avant et des deux côtés, percussion et auscultation normales.

L'espace de Traube est redevenu sonore, le cœur est encore
légèrement déplacé.

7 février. — Le liquide reste stationnaire, à un travers de
doigt au-dessous de l'orifice de la dernière ponction. Sonorité
tympanique dans le reste de la poitrine. Vibrations percepti-
bles mais faibles à la base et dans la fosse sous-épineuse.

A l'auscultation murmure vésiculaire affaibli dans les deux
tiers supérieurs. Succussion hippocratique. Tintement métallique quand le malade s'assied. Le malade sent lui-même les
déplacements du liquide. État général excellent.

14. — Rien à signaler. Air et liquide stationnaires.

21. — Le liquide ne se résorbe pas, mais ne monte pas. Mal
gré les signes du pneumothorax on commence a entendre le

murmure vésiculaire surtout le long de la colonne vertébrale au niveau de la partie supérieure du tiers moyen.

Succussion et tintement.

3 mars. — Murmure vésiculaire jusqu'à la pointe de l'omoplate. Les autres signes et le liquide stationnaires.

10. — Mêmes signes. Le murmure vésiculaire se perçoit jusqu'à la partie moyenne du tiers inférieur du poumon gauche.

17. — Respiration jusqu'à deux travers de doigt au-dessous de la pointe de l'omoplate. Matité à la base, toujours de l'air dans la poitrine.

7 avril. — Respiration en arrière jusqu'à la partie inférieure. Toujours des signes d'hydro-pneumothorax.

11. — Vibrations revenues jusqu'à deux travers de doigt au-dessous de l'épine de l'omoplate. Bon état général.

19. — Le malade a eu froid en se promenant dans le jardin ; il est un peu oppressé ; tousse un peu. Légère augmentation de la zone de matité à la base, mais rien autre. Toujours succussion hippocratique.

21. — Amélioration ; plus de toux. Liquide stationnaire.

26. — Succussion un peu moins nette.

28. — Il n'y a plus le signes de pneumothorax, plus de succussion, l'air semble complétement résorbé. Il y a toujours du liquide stationnaire à la base. La respiration s'entend dans toute la hauteur du poumon. Les vibrations sont conservées dans les deux tiers supérieurs, affaiblies dans le tiers inférieur.

État général bon ; pas de fièvre.

29. — Œdème de la joue droite consécutif à un abcès dentaire.

1er mai. — Nous sommes à trois mois après l'opération ; la respiration est presque normale dans toute la hauteur du poumon gauche en arrière.

Peu de temps après M. Vaquez eut l'occasion d'appliquer de nouveau le même mode de traitement.

OBSERVATION III

(Hôpital Cochin, service de M. Widal ; obs. recueillie par M. Luthier, interne du service).

*Pleurésie à répétition ; hémorrhagique au début,
séro-fibrineuse ensuite. Injection d'air stérilisé. Guérison.*

B....59 ans, journalier. entre à l'hôpital Cochin, salle Trousseau, le 28 octobre 1901.

Rien dans ses antécédents héréditaires. Fièvre typhoïde à 11 ans ; n'a jamais été malade depuis.

Début de l'affection actuelle vers le 15 octobre par des frissons et un point de côté sous le mamelon gauche. Toux légère et sèche, pas d'expectoration. L'état général s'altère : anorexie, perte des forces, amaigrissement.

Le 20 octobre. jour de son entrée, signes d'épanchement abondant dans la plèvre gauche en arrière matité jusque dans la fosse sus-épineuse. Vibrations thoraciques très diminuées mais pas complètement abolies. Souffle rude à timbre tubaire, expiratoire, à maximum vers l'angle de l'omoplate.

Abolition du murmure vésiculaire dans toute la hauteur du poumon sauf dans la fosse sus-épineuse où l'expiration est soufflante.

En avant et à gauche matité sous-claviculaire. espace de Traube abaissé : cœur dévié ; la pointe bat sous le sternum.

A droite rien d'anormal, ni dans les autres viscères.

T. : 38 5. Urines normales.

Thoracentèse : un litre de liquide franchement hémorrhagique ; l'écoulement s'arrête spontanément ; on constate d'ailleurs un état congestif manifeste du poumon sous-jacent à la pleurésie : souffle expiratoire assez intense. diminution très grande du murmure vésiculaire et des vibrations thoraciques ; submatité.

Au sommet gauche, en avant et en arrière, respiration rude expiration soufflante et râles humides après la toux.

Examen histologique du liquide pleural : globules rouges très abondants, inaltérés ; pas d'hémolyse.

Les jours suivants le liquide se reforme dans la plèvre.

15 novembre. — Une deuxième thoracentèse est devenue nécessaire. On retire 500 gr. de liquide toujours hémorrhagique.

Les jours suivants la température oscille entre 38° et 39°.

10 décembre. — Le liquide s'est reproduit au point que le malade présente une forte dyspnée.

3° ponction : 800 gr. de liquide légèrement rosé mais qui n'est plus franchement hémorrhagique.

Pendant le mois qui suit la température est à peu près normale atteignant quelquefois 38°. Mais le liquide se reproduit peu à peu.

29 janvier 1902. — Nécessité d'une quatrième thoracentèse ; 500 gr. de liquide citrin séreux peu fibrineux.

Cytologie : globules rouges nombreux ; polynucléaires vieux la plupart altérés ; quelques lymphocytes.

Inoculation de 30 cmc. de liquide dans le péritoine d'un cobaye ; 20 cmc. à un autre. (Ces deux cobayes on été sacrifiés un mois après et tous les deux étaient devenus tuberculeux.)

Le liquide se reforme avec une très grande rapidité.

5 février. — Une cinquième thoracentèse s'impose : 800 cmc. de liquide citrin séro-fibrineux. Même formule cytologique.

Le liquide se reforme de nouveau, on attend autant que possible, mais l'opération s'imposant. M. Widal demande à M. Vaquez d'intervenir par une injection d'air stérilisé.

27 mars. — *Opération* :

Thoracentèse. Comme à toutes les opérations précédentes, dès que la décompression est un peu avancée, le malade se plaint de tiraillements, de douleurs et commence à tousser ; il se plaint beaucoup.

Injection avec le même appareil que dans l'observation précédente, d'air stérilisé : immédiatement tous les phénomènes pénibles cessent ; le malade déclare qu'aucune des autres ponctions ne l'a soulagé à ce point. Après l'opération signes positifs d'hydro-pneumothorax.

Pendant les jours suivants, les mêmes signes stéthoscopiques persistent. La succussion hippocratique reste nette pendant environ 15 jours.

12 avril. — Les signes d'épanchement disparaissent, on entend la respiration jusqu'en bas, affaiblie. Au sommet on constate toujours de la submatité. une respiration rude avec expiration soufflante. Quelques craquements humides après la toux.

30 avril. — La guérison peut être considérée comme assurée. Sous l'influence du traitement diétético-hygiénique qui n'a jamais été cessé, le malade a repris des forces ; l'état général est très amélioré. Le malade sort sur sa demande. L'injection d'air a été pratiquée il y a cinq semaines et le liquide ne s'est pas reproduit, alors qu'avant la thoracentèse s'imposait toutes les trois semaines.

Il est un fait qui frappe immédiatement à la lecture de ces observations, c'est la parfaite innocuité de la présence de l'air dans la plèvre et le soulagement même qu'en éprouve le malade. Dans le fait accidentel de Secrétan. à partir du moment où l'air a pénétré dans la plèvre, le liquide se met à couler avec une étonnante facilité, on en retire 3.200 gr. et le malade ne paraît nullement ément éprouvé. Même constatation dans l'observation II ; aucune intolérance de la part du malade. pas de douleur thoracique. pas de gêne respiratoire. Mais l'observation III est à ce sujet encore plus concluante ; en effet, le malade qui avait déjà subi cinq thoracentèses simples, avait éprouvé à chacune d'elles des phénomènes fort pénibles vers la fin, tiraillements, douleurs et toux. Lors de la sixième thoracentèse, après l'évacuation du liquide, les mêmes phénomènes se reproduisent. Mais dès que l'air est injecté, ils cessent, et le malade déclare spontanément qu'aucune des autres interventions ne fut aussi peu pénible.

Cette influence du rétablissement de la pression intrapleurale par l'injection gazeuse, sur les phénomènes douloureux et angoissants de la fin de la thoracentèse, est signalée par tous les auteurs qui ont employé la méthode, quel qu'en soit le but. Dans les cas de pneumothorax de M. Potain, où l'air pénétrait en même temps qu'on enlevait le liquide, il n'y eut « ni toux, ni malaise ». Bunge, dans sa thèse (1), où il rapporte les faits de pleurésie aiguë tuberculeuse, traités dans le service du professeur Ayerza par l'injection d'oxygène note ce résultat dans presque toutes ses observations.

« Le malade manifeste une douleur aiguë sous le mamelon ; elle disparaît immédiatement avec l'injection d'oxygène » (obs. I.

« En extrayant 500 centimètres cubes, le malade manifeste un grand malaise avec refroidissement des extrémités, pâleur, sueurs froides et nausées. Ces phénomènes disparaissent quand on relève la tension à son niveau primitif par l'injection d'oxygène. La même série de phénomènes s'est reproduite plusieurs fois au cours de l'opération, chaque fois que l'on a enlevé 500 centimètres cubes » (obs. II).

(1) Nous devons la communication de ce document à M. le docteur Galliard que nous remercions de son obligeance.

Dans l'observation IV, une première thoracentèse, non complétée d'injection gazeuse, avait déterminé de la toux « suivie d'une abondante expectoration muco-purulente, spumeuse ». Ces phénomènes n'eurent pas lieu lors d'une deuxième intervention avec injection d'oxygène.

Dans l'observation VII, « on extrait 600 centimètres cubes ; surviennent douleur de côté et toux que supprime immédiatement l'injection gazeuse ».

Quant à la facilité que donne l'injection gazeuse d'extraire tout le liquide en une fois si on le juge nécessaire, elle est évidente. Dans notre observation I, après une issue de 500 gr., le liquide ne sortait plus que lentement ; dès que l'air eut pénétré dans la plèvre, on put en extraire avec une étonnante facilité 3.200 gr. et sans que le malade en souffrît, puisque cela ne donnait lieu à aucune variation de pression.

Dans nos observations, le résultat a été fort remarquable en ce qui concerne l'effet de l'injection d'air sur la reproduction du liquide épanché. Le fait accidentel de Secrétan est peu probant : il s'agissait d'une pleurésie ancienne, il est vrai, mais qui n'avait été ponctionnée qu'une fois ; le liquide s'était reformé en moins de quinze jours ; le pneumothorax déterminé par la seconde intervention amena la guérison sans retour d'épanchement en vingt-huit jours.

Beaucoup plus étonnants sont les résultats chez les deux malades de M. Vaquez. Dans l'observation II, le malade avait déjà subi 13 ponctions ; chaque fois le liquide s'était reproduit en trois semaines ou un mois ;

lors des deux dernières interventions, la reproduction du liquide forçait même la main au bout de quinze jours. Or, après l'injection gazeuse. le liquide ne s'était pas encore reproduit au bout de trois mois.

Le malade du service de M. Widal (obs. III) avait subi, de novembre 1901 à mars 1902, soit dans l'intervalle d'à peine cinq mois, cinq thoracentèses. Plus d'un mois après la sixième. qui a été suivie d'injection d'air stérilisé, le liquide ne s'était pas reproduit et la guérison pouvait être considérée comme assurée.

Quant à l'état général il n'a fait que s'améliorer après l'intervention. Dans l'observation III. la température qui était à 38°9 la veille de l'intervention. n'était qu'à 37°5 le soir même, 37°8 le lendemain. et les jours suivants il n'y eut plus de températures fébriles. Dans l'observation II le malade qui était apyrétique, fut pris deux heures après l'intervention d'un frisson avec élévation de la température a 40°2. Mais le soir même et les jours suivants. elle était revenue à la normale : nous reviendrons d'ailleurs sur ce phénomène. Chez le troisième malade la présence du pneumothorax n'a pas plus influencé défavorablement la température. qui d'ailleurs même avant l'intervention était à peu près normale, n'atteignant qu'accidentellement certains soirs. 38°.

Bien entendu le traitement diétético-hygiénique avait été institué dans toute sa rigueur. et c'est à lui surtout qu'est due cette amélioration de l'état général. Mais le traitement local par l'injection gazeuse ne l'a pas entravée. et l'a même aidée par l'amélioration de l'état local.

Les forces et le poids ont chez tous les malades suivis le relèvement de l'appétit.

Si les faits ne sont pas encore assez nombreux pour donner des conclusions rigoureuses et définitives, sur ce traitement des épanchements à répétition, par les injections gazeuses, on voit au moins qu'ils sont fort encourageants. Ils le sont d'autant plus que la méthode s'adresse à des cas, sinon désespérés, du moins désespérants, et pour lesquels on ne sait ni quand ils vont finir, ni comment on pourrait les arrêter. Mais encore faut-il que le procédé n'ait rien de dangereux et que les indications en soient posées. Nous allons nous efforcer d'en établir l'innocuité, les raisons qui militent pour son utilité, et les indications.

CHAPITRE II

Discussion de la création d'un pneumothorax artificiel comme traitement des épanchements pleuraux à répétition.

L'injection gazeuse intrapleurale au cas d'épanchement liquide, c'est-à-dire la création d'un pneumothorax artificiel dans un but thérapeutique, soulève plusieurs questions que nous nous proposons d'examiner :

1° L'injection gazeuse dans la plèvre est-elle inoffensive ?

2° Quels en sont les avantages, tant sur l'état de la plèvre que sur celui du poumon et sur l'état général ; quelles sont les conditions et les raisons de ces avantages ?

3° Comment guérit le pneumothorax créé ?

4° Quelles sont les indications de la méthode ?

1° Innocuité

S'il est un fait qui, jusqu'à nos jours, a préoccupé les praticiens, c'est bien la crainte de la pénétration de l'air dans la plèvre. Ce sont ces préoccupations qui ont donné le jour à la canule métallique à bouchon, à la thoracentèse sous-cutanée de J. Guérin, au drainage de Chassaignac, aux divers appareils aspirateurs. Et pourtant l'air seul est un irritant peu considérable comme le prouve la guérison rapide des pneumothorax dans une plèvre saine et les faits dans lesquels au cours d'une thoracentèse, l'air pénétra dans la plèvre.

« Deux fois, dit M. Widal père, dans son article Pleurésie du Dictionnaire de Dechambre, nous l'avons observé à la suite d'une fausse manœuvre de l'appareil de Potain et dans les deux cas, le pneumothorax s'est résorbé sans aucune suite fâcheuse. » Les cas de pneumothorax survenus dans l'emphysème, ou par traumatisme, prouvent que l'air pur se résorbe en 8 ou 15 jours dans un pneumothorax simple (Galliard : Pneumothorax simple ; *Arch. gén. de méd.*, mars et avril 1888). Il ne produit ni inflammation pleurale, ni épanchement liquide (Picot. *Clinique médicale*, 1892). « Il y a quelque dix ans, disait M. Potain dans sa communication du 24 avril 1888 à l'Académie de médecine, nous savions que l'air peut dans certaines circonstances pénétrer dans nos tissus et nos cavités sans y produire aucun dommage, mais nous savions aussi que d'autres fois la moindre bulle d'air y déterminait l'apparition de complications très fâcheuses, notamment dans la plèvre, les suppurations et la putridité avec leurs terribles conséquences... L'explication de ce mystère, nous le devons aux précieuses et impérissables découvertes de M. Pasteur. Nous savons maintenant que l'air n'est pas dangereux par lui-même, mais par les germes qu'il tient en suspension et qu'il suffit de l'en dépouiller pour qu'il devienne innocent et stérile en tant qu'agent pathogénique. » La première condition de l'innocuité de l'injection gazeuse dans la plèvre, qu'il s'agisse d'air ou de tout autre gaz non irritant par lui-même, est donc que le gaz injecté soit parfaitement stérile.

Demarquay et Leconte ont injecté une des plèvres sur deux chiens avec 100 et 150 cmc. d'air pendant trois semaines chez l'un, pendant cinq semaines chez l'autre puis encore pendant une autre semaine 200 et même 300 cmc., et cela tous les deux jours.

Les animaux s'étaient si bien habitués à l'expérience qu'ils se couchaient et qu'il était inutile de les maintenir. Les animaux ayant été sacrifiés, on ne constata pas la moindre altération ; la plèvre avait son aspect le plus normal, sans la plus petite trace de phlegmasie. Le poumon était seulement affaissé, revenu sur lui-même.

Pourtant on a vu aussi les injections intrapleurales, gazeuses ou liquides, provoquer des convulsions épileptiformes ; la plupart des faits, en dehors des cas expérimentaux, ont été observés par suite d'une fausse manœuvre de l'appareil Potain. Jamais d'ailleurs la mort n'en est résultée. Desplats qui a étudié cette question (éclampsie pleurale, in *Sem. Méd.*, septembre 1885) conclut à un phénomène d'ordre réflexe, et Lamandé (*Thèse*, Paris, 1896) pense que leur violence varie avec l'état de la plèvre et la nature de l'épanchement. Toutes choses égales d'ailleurs, les phénomènes sont d'autant plus intenses que la sensibilité physiologique de la plèvre est moins altérée. Les expériences de Lamandé lui ont prouvé que chez les animaux les convulsions n'apparaissent que si la pression est élevée à un certain degré.

En tout cas il est facile d'éviter des accidents de cet ordre ; le gaz employé n'étant pas irritant par lui-même, il suffit d'en pratiquer l'injection lentement, progressivement sans pression et que sa température ne soit pas trop éloignée de celle du corps.

Il reste un autre phénomène que peut produire l'établissement du pneumothorax et qui s'est produit dans notre observation II. Deux heures après l'opération le malade eut un grand frisson avec dyspnée et angoisse, tendances syncopales ; la température s'est élevée à 40°2 ; cet état un peu inquiétant n'a d'ailleurs pas duré, et le soir même la température revenait à 37°2 ; le malade se sentait dispos.

Nous trouvons dans une observation de Tapret et Boulay (*Arch. de médecine*, juillet 1888) la relation d'un fait qui offre des analogies vraiment frappantes avec le cas que nous signalons. Il s'agit d'une pleurésie purulente ; au cours de la thoracentèse il se produisit un pneumothorax, et le malade guérit d'ailleurs parfaitement dans l'espace d'un mois. Mais « deux heures après la ponction, le malade se sent mal à l'aise ; il a un frisson et sa peau se couvre de sueurs. La température atteint 39°6. Le lendemain matin elle retombe à 37°4. » L'opération avait d'ailleurs été faite avec toutes les précautions antiseptiques.

Dans la plupart des observations rapportées dans la thèse du docteur Bunge, sur les injections dans les pleurésies aiguës, nous avons trouvé signalée l'élévation vespérale de la température et son retour à la normale le lendemain, mais dans aucun cas il n'y eut la réaction violente que nous avons signalée précédemment. Bunge dit que la température s'est élevée davantage dans les pleurésies chroniques et que le professeur Ayerza a observé le fait plus fréquemment avec les injections d'air qu'avec les injections d'oxygène. Condamini a observé un phénomène identique chez les malades atteints de péritonite tuberculeuse qu'il a traités par l'insufflation d'air. Nous avons effectivement trouvé notée cette réaction thermique dans plusieurs observations du même genre.

Quelle est la cause de cette réaction ? Il est difficile à l'heure actuelle de le déterminer. S'agit-il d'une légère infection par un gaz insuffisamment aseptique ? nous ne le pensons pas et nous y verrions plutôt une réaction d'origine nerveuse. Quoi qu'il en soit elle n'est que passagère et jamais dangereuse et l'on peut conclure que l'injection de gaz dans la plèvre est parfaitement inoffensive à condition d'être faite lentement et sans pression et avec un gaz stérilisé : car il serait dangereux de compter sur le prétendu agent modificateur qui existerait dans l'air, pour M. Folet, et qui ferait que l'air non stérilisé est une condition expresse de l'action bienfaisante et curative.

2° EFFICACITÉ

Conditions et mode d'action.

Pour que l'injection gazeuse, dans la plèvre, au cas d'épanchement récidivant, ait une supériorité sur la thoracentèse simple, il faut, d'après l'analyse que nous avons faite des inconvénients de celle-ci, qu'elle supprime ces inconvénients en conservant cependant les avantages reconnus à la présence de l'épanchement.

La thoracentèse ne permet pas d'évacuer totalement l'épanchement sans faire courir au malade des risques d'incidents ou d'accidents immédiats. Or, nos observations, les faits de M. Potain, de MM. Secrétan, Picot, Arnozan, prouvent que l'injection gazeuse supprime ces risques. Par quel moyen? la pathogénie même de ces phénomènes indique qu'il s'agit d'une action purement mécanique; l'injection gazeuse supprime la dépression dont les effets étaient funestes.

Il est évident également que la reproduction de l'épanchement est au moins retardée sinon empêchée par l'injection gazeuse. Quel est, à ce point de vue particulier, le mode d'action du pneumothorax? C'est une question que nous ne pouvons discuter qu'avec la suivante: Quelle est l'action sur le poumon malade et sur la tuberculose elle-même?

Puisqu'il est certain que, pour l'état local du poumon et contre le processus tuberculeux, la production d'un épanchement peut être un bienfait, qu'il peut y avoir une pleurésie providentielle, le pneumothorax peut-il jouer le même rôle? Cliniquement la question est un peu controversée ; M. Potain disait, dans la séance de l'Académie de médecine du 21 avril 1888: « Le pneumothorax est une maladie qu'il ne faut pas guérir. Elle guérit toute seule et n'est pas dangereuse. Ou plutôt, ce qui est dangereux, ce n'est pas la présence de l'air dans la cavité pleurale, à moins qu'il n'y soit à un état de tension exagérée: ce sont les complications qui l'accompagnent... Non seulement le pneumothorax n'aggrave pas notablement l'état des phtisiques chez lesquels il survient, mais il paraît le modifier souvent dans un sens favorable. »

D'autre part, M. Robin affirme que le pneumothorax constitue toujours pour les phtisiques un accident redoutable et que le croire favorable est une doctrine erronée et dangereuse.

En réalité le pneumothorax qui survient chez un phtisique porte en lui des avantages et des conséquences fort dangereuses pour le malade. D'abord si ce pneumothorax survient brusquement, il supprime d'un coup une énorme partie du champ de l'hématose, surtout si la cavité pleurale était libre d'adhérences. Voici donc un malade dont les échanges déjà altérés vont être restreints d'une façon brutale. D'autre part, et le plus souvent, le pneumothorax n'a été créé que par l'ouverture dans la plèvre d'une caverne tuberculeuse; celle-ci déverse des produits septiques d'où la formation d'un pyopneumothorax avec tous les dangers des accidents septiques.

Pourtant des faits cliniques et anatomo-pathologiques

montrent qu'un pneumothorax a pu guérir des cavernes
et des lésions tuberculeuses, en comprimant et anémiant
le tissu pulmonaire, en accolant les parois des cavernes déjà formées et en les cicatrisant, en empêchant
l'extension des tubercules non encore ramollis, en met-
tant l'organe au repos et empêchant la pénétration de
l'air dans les ramifications bronchiques. (H. Bernard,
Médecine moderne, 1897, n° 571.)

Or ces avantages qui appartiennent au pneumothorax
spontané, ils appartiennent tous au pneumothorax créé;
mais celui-ci n'a plus les inconvénients du premier.

En effet, et d'abord, il n'entraînera sûrement pas
d'accidents septiques; en outre il trouve un poumon
déjà affaissé, un malade déjà habitué au rétrécissement
de son champ d'hématose.

On peut donc dire que la substitution d'un gaz à
l'épanchement pleural liquide a tous les avantages
mécaniques de celui-ci. Le gaz les a même à un plus
haut degré. En effet les liquides dans la plèvre n'agissent pas que par leur pression ; ils agissent aussi par
leur poids dans le sens de la pesanteur ; il s'ensuit
que le diaphragme est encore plus gêné que par l'effet
de la pression simple ; c'est peut-être aussi ce fait qui
explique la gêne plus grande qu'éprouvent les pleurétiques à la période d'état quand ils se couchent sur
le côté sain ; car dans cette position non seulement ils
immobilisent partiellement le côté actif de leur thorax,
mais encore l'épanchement vient, par l'intermédiaire du
médiastin, presser de tout son poids sur la cavité pleurale saine.

Or, pratiquement, les gaz échappent à la pesanteur ;
un malade atteint de pneumothorax en se couchant
sur le côté sain immobilise bien cette partie du thorax,
et pourtant il n'éprouve pas la même gêne que le pleurétique.

Mais en outre, tandis qu'un liquide est à peu près
incompressible, le gaz est compressible et dilatable.
M. Bard montre bien la différence qui va en résulter
pour le poumon : lors des mouvements respiratoires,
l'épanchement gazeux, par suite de l'augmentation de
la capacité pleurale, va se dilater et combler le vide ;
le poumon restera parfaitement immobile. Si l'épanchement, au contraire, est liquide, comme il ne se dilate
pas, c'est le poumon qui se mobilisera pour combler
le vide pleural ; il s'ensuit que son repos sera moins
parfait.

Enfin si la pression intrapleurale est très élevée,
le péril est beaucoup moins grand, — toujours par
suite de leur compressibilité — avec les gaz, qu'avec les
liquides. Quand les gaz augmentent les actions mus-
culaires peuvent les contenir, en sorte qu'ils augmentent bien de tension mais pas de volume ; quelle que
soit donc, dans une certaine mesure, la pression du
gaz dans une cavité pleurale, la capacité de l'autre côté
n'est pas réduite ; il n'en est plus de même avec les liquides qui étant incompressibles restreignent même la
cavité pleurale libre Bard, *loc. cit.*.

Aux avantages mécaniques que l'épanchement pleural apporte pour la guérison du poumon, l'épanchement gazeux ajoute donc d'autres avantages, qui sont

eux aussi d'ordre mécanique. Et c'est de cette façon qu'il empêche le liquide de se reproduire ; en effet dans l'état du poumon et de la plèvre, tels que sont ces organes au cours d'une pleurésie chronique, sclérosés, épaissis, le vide laissé par la thoracentèse n'étant pas comblé d'une façon complète par le poumon, il se produirait une véritable succion, une véritable aspiration séreuse, si l'on n'y obviait en comblant le vide par le gaz.

Cette action physique, mécanique, que joue incontestablement l'injection d'air stérilisé dans la plèvre, est-elle unique ? Ne peut-il s'y ajouter une action biologique ? C'est surtout au sujet d'une autre séreuse, le péritoine, que cette question a été soulevée.

M. Teissier, dans une communication au Congrès de la tuberculose de 1898, rapporte le résultat d'expériences qu'il a faites sur cette action de l'air et de ses gaz composants dans le péritoine, et comme le dit M. Teissier, il s'agit d'une péritonite souvent moins grave, mais comparable à la pleurésie séreuse. Ses conclusions sont que les injections d'air, d'oxygène ou d'azote sont susceptibles d'atténuer, parfois d'arrêter l'infection tuberculeuse ; pourquoi ? on peut supposer que la masse gazeuse limite l'infection par voisinage ou bien qu'elle est susceptible d'exercer une action directe spéciale sur la séreuse. On peut également admettre pour l'oxygène et l'azote, une certaine influence sur la vitalité du bacille tuberculeux ; c'est ce qui semble résulter de cultures maintenues dans des atmosphères de ces gaz et qui sont très pauvres, et prennent des caractères qui appartiennent aux vieilles cultures. F. Arloing (Société de biologie, 1900), a constaté que les cultures du bacille de Koch étaient entravées dans leur développement et dans leur virulence par une culture dans une atmosphère d'oxygène mais sous une pression d'une atmosphère 1/2 à deux atmosphères.

Bunge qui a fait des injections d'oxygène à des cobayes qu'il inoculait avec des bacilles de Koch dans le péritoine, a observé que ces animaux vivaient plus longtemps que les témoins non insufflés : que l'évolution de la tuberculose parait entravée localement et que cela doit être dû à ce que l'oxygène favorise la défense locale, car chez les animaux qui ont survécu le plus longtemps, il y avait de véritables formations cicatricielles fibreuses. Bunge pense que les nouvelles connaissances sur les oxydases donnent une vraisemblance à cette opinion ; les oxydases agissent en présence de l'air libre, l'insufflation comme la laparotomie leur apporte de l'oxygène et par suite exalte leur activité, d'où la disparition des bacilles et un processus actif de réparation ; cette hypothèse expliquerait l'énorme augmentation des leucocytes polynucléaires, observée dans le sang des laparotomisés.

3° Évolution

Que devient le pneumothorax créé artificiellement et comment se produit sa guérison ?

On est en somme en présence d'un pneumothorax

pur, avec fistule oblitérée et sans renouvellement d'air dans la cavité.

Demarquay et Leconte ont étudié comment évoluait la résorption des gaz dans un pareil pneumothorax. Il se passe des phénomènes d'absorption et d'exhalaison gazeuses telles que l'oxygène diminue graduellement jusqu'à disparaitre complètement ; il est remplacé par une quantité, quelquefois équivalente, d'acide carbonique. Il se produit un nouveau mélange qui est plus absorbable que le précédent ; les phénomènes d'absorption et d'exhalaison continuent, aboutissant enfin à une résorption complète. « L'analogie qui a lieu entre ces phénomènes et ceux qui se passent dans le poumon, pourrait faire admettre qu'il se produit là une sorte de respiration hétérotopique, comme du reste quelques physiologistes allemands l'on prétendu. Mais ce n'est qu'un rapport éloigné, et l'espèce d'échange gazeux qui se fait dans ces circonstances n'est pas soumis aux mêmes lois que dans le poumon. »

La durée et la rapidité de résorption du gaz varient évidemment avec l'état de la séreuse ; les résultats doivent être en général proportionnels à ceux que Ramond et Tourlet ont obtenus en cherchant la rapidité d'élimination du bleu de méthylène injecté dans la plèvre. Le pouvoir absorbant de la pleurésie séro-fibrineuse varie pour le bleu avec le temps ; normal au début, il diminue progressivement et dans un cas de pleurésie séro-fibrineuse datant de trois mois, sans fièvre, torpide, ne tendant pas à la résorption spontanée, il n'y a pas eu élimination.

Castaigne qui a étudié également l'absorption pleurale a constaté qu'elle variait également avec la nature de l'épanchement. Dans les pleurésies d'origine streptococcique la résorption a été presque aussi rapide que dans une plèvre normale.

Cette rapidité de résorption peut être à considérer dans la création d'un pneumothorax artificiel. En effet il est d'importance que celui-ci ne se résorbe pas trop rapidement si l'on ne veut pas que le liquide se réforme. Aussi peut-on être amené à injecter un gaz moins rapidement absorbable que l'air. C'est ce que M. Vaquez a fait une fois dans une pleurésie qui primitivement séreuse était devenue purulente. Le malade avait été ponctionné six fois ; à la septième ponction on injecte de l'air qui se résorbe au bout de dix jours. Une nouvelle ponction fut suivie d'une injection d'azote au lieu d'air. Quand le malade quitta l'hôpital, ce gaz n'était pas encore résorbé. On voit la différence qu'il y a, avec par exemple le malade qui fait le sujet de notre observation II et dont la plèvre était très épaissie, résistante même à la traversée du trocart ; le gaz mit près de trois mois à se résorber.

Aussi peut-on penser que la résorption des gaz se conduit comme le pense Hamburger pour la résorption des liquides dans les séreuses. Elle ne dépend pas de la vie, mais de phénomènes purement physiques.

4° INDICATIONS

Les pleurésies dans lesquelles se reproduit l'épanchement avec une sorte de fatalité peuvent avoir des origines diverses. Elles peuvent être dyscrasiques ou mécaniques ou d'origine tuberculeuse, en outre dans ces dernières l'épanchement peut être séreux ou purulent. L'injection de gaz convient-elle à toutes ces variétés ?

On serait tenté de l'appliquer dans les hydrothorax d'origine mécanique ou dyscrasique afin d'éviter la reproduction de l'épanchement par l'action mécanique de l'air. Mais dans ces affections on n'y a moins intérêt que dans une pleurésie d'origine bacillaire, car l'immobilité du poumon n'a aucune utilité pour la guérison.

Dans les pleurésies tuberculeuses, certaines guérissent d'elles-mêmes ou bien après une seule thoracentèse, imposée par l'abondance de l'épanchement ; l'injection gazeuse est au moins inutile. Quand la pleurésie est purulente on la considère généralement comme un *noli me tangere*. Si, cas rare, l'épanchement menaçait par son abondance et se reproduisait, on serait peut-être autorisé à tenter l'injection d'air. Mais celle-ci est indiquée dans les épanchements séreux récidivants d'origine bacillaire, où la thoracentèse simple n'est qu'un procédé mécanique, mais non pas un traitement.

CHAPITRE III

Manuel opératoire.

La technique de l'injection gazeuse est des plus simples et complique à peine le manuel opératoire de la thoracentèse.

Les auteurs anglais qui ont employé la « perflation », faisaient passer l'air dans la plèvre à l'aide d'un soufflet. D'autres ont employé l'appareil de Wolf ou l'aspirateur de Potain, quelquefois même le pulvérisateur de Richardson (Duran, Injection intra-péritonéale). M. Vaquez a d'abord utilisé l'appareil qu'avait employé M. Potain pour ses injections dans le pneumothorax et qui consiste essentiellement en deux flacons à demi remplis d'une solution phéniquée, et qui, unis entre eux par un siphon, forment une sorte de trompe à eau. Depuis il a fait construire par Galante un appareil beaucoup plus simple et qui est assez analogue à celui qu'emploie le professeur Ayerza.

Il se compose de trois tubes de caoutchouc réunis entre eux par un branchement de verre en forme d'Y. La branche impaire de l'Y s'unit au trocart qui servira à pratiquer la ponction. Les deux autres branches, paires et symétriques, portent chacune une pince à pression qui permet de les fermer l'une et l'autre ; l'une de ces branches communique avec l'appareil aspirateur quel qu'il soit, l'autre va s'ouvrir à l'air libre, ou bien, s'il s'agit d'injecter un gaz autre que l'air, communique avec un ballon de caoutchouc rempli de ce gaz. Mais cette deuxième branche est interrompue sur son trajet par une ampoule de verre, de la grosseur d'un œuf environ qui a été préalablement bourrée d'ouate et stérilisée, ainsi garnie, à l'étuve à 120°. Le gaz qui traversera cette branche de l'appareil devra donc filtrer à travers ce tampon d'ouate stérile et l'on sait par les expériences de Pasteur qu'il se débarrassera certainement ainsi des germes dont il est chargé.

Toutes les précautions d'antisepsie étant prises du côté de l'appareil, de l'opérateur et de l'opéré, la ponction est pratiquée au lieu d'élection comme dans une simple thoracentèse. La branche de l'appareil qui communique avec l'instrument aspirateur étant ouverte, l'autre maintenue fermée, on pratique l'aspiration en renouvelant le vide aussi souvent qu'on le juge nécessaire. Quand il s'agit d'injecter de l'air on ferme la communication avec l'appareil aspirateur, et l'on adapte sur l'autre branche, par son ajutage de refoulement, la pompe à double effet de l'appareil Potain. On ouvre la pince à pression qui ferme cette branche, la branche d'injection, et par des mouvements lents du piston de la pompe on aspire de l'air dans le corps de celle-ci, pour le refouler ensuite dans la plèvre à travers le tube de caoutchouc et l'ampoule bourrée d'ouate stérilisée. Il importe que l'injection soit poussée avec précaution et lentement ; en effet l'air employé, est à la température ambiante, c'est-à-dire bien inférieure à celle de la plèvre et cette différence de température, jointe à l'effet traumatique que produirait l'injection poussée brutalement, serait susceptible de déterminer des phénomènes réflexes fort préjudiciables.

Quelle quantité d'air faut-il injecter et comment peut-on la mesurer avec l'instrumentation que nous venons de décrire ?

Primitivement M. Vaquez employait un manomètre et s'efforçait de rétablir par le gaz une pression au plus égale à celle de l'épanchement au début de l'opération.

Mais il est facile d'obtenir ce résultat sans l'aide d'un manomètre. En effet on peut admettre que l'air injecté est à une température moyenne de 15° ; or dans la plèvre il atteindra une température de 38° environ.

Si l'on calcule la dilatation que subira le gaz, du fait de cette élévation de température par la formule $Vt' = Vt (1 + z (t' - t))$, le coefficient de dilatation des gaz, z étant égal à 0,00366 (Imbert, Physique biologique), on voit que 100 centimètres cubes par exemple, en passant de 15° à 38° augmenteront d'un peu plus de 8 centimètres cubes.

$V38° = V15° (1 + 0,00366 (38 — 15).$

$V38° = 100 (1.08418) = 108,418.$

En pratique, on peut donc admettre que le gaz se

dilate de un dixième de son volume et que, pour injecter un volume de gaz égal à celui du liquide re-
tiré, il faut en injecter un dixième en moins, en volume.

Avec l'azote, le calcul est le même puisque, le coefficient de dilatation des gaz est un chiffre constant.

Suivant les circonstances d'ailleurs on restera
plus ou moins loin de cette limite. S'il s'agit d'un
épanchement très abondant, qui déterminait une pression exagérée, il y a intérêt à injecter un peu moins ;
de même si l'air injecté est à une température très
basse, puisque sa dilatation sera plus considérable.
Pour mesurer le volume de gaz injecté, il suffit de
compter le nombre de mouvements de va-et-vient imprimés au piston de la pompe ; la pompe de l'appareil
Potain ordinaire a en effet une contenance de 30 centimètres cubes environ ; le jeu du piston et des raccords
donne une perte peu appréciable, qui peut être évaluée
à un dixième, en sorte que si l'on veut faire pénétrer
par exemple 300 centimètres cubes d'air on donnera
onze coups de piston.

Quand il s'agit d'injecter au lieu d'air, de l'azote par
exemple, la technique est tout aussi simple. L'appareil
est disposé de la même façon, seulement la pompe est
reliée par son ajutage d'aspiration, à un ballon de caoutchouc qui renferme le gaz à injecter ; en sorte qu'elle
puise dans l'atmosphère du ballon au lieu de puiser en
air libre.

Si, comme le veut M. Bard, la pression intrapleurale
est réellement négative, la technique pourrait être encore

plus simplifiée ; la pompe deviendrait tout à fait inutile et le vide pleural aspirerait directement le gaz, à condition toutefois que l'orifice de la canule ne soit pas encore au-dessous d'une colonne de liquide trop élevée.

À quel moment de l'opération est-il convenable de pratiquer l'injection gazeuse ; faut-il tout d'abord évacuer totalement le liquide ? C'est une question qui dépend absolument des circonstances ; quand la quantité de liquide est peu considérable, quand le malade en supporte bien l'évacuation, qu'il ne souffre pas, ni ne tousse pas, on peut achever l'évacuation du liquide avant de rétablir la pression par le gaz.

Mais dans d'autres circonstances, surtout quand l'épanchement est très abondant, la pleurésie ancienne et le poumon très immobilisé, on ne peut vider la plèvre ; le malade souffre, se plaint de tiraillements, est pris de toux. Cela indique que la dépression a atteint toute la limite possible ; interrompant alors l'aspiration on fait cesser aussitôt tous les phénomènes pénibles par l'injection gazeuse, et l'on reprend ensuite l'aspiration qui peut ainsi, en plusieurs temps, se faire complète, ou à peu près. C'est d'ailleurs un des avantages les plus notables de la méthode. Au cours de l'injection gazeuse on s'assure très facilement que la canule est encore plongée dans le liquide, il suffit d'ausculter le malade et l'on entend très nettement le bruit que font les bulles gazeuses en venant éclater à la surface du liquide.

CONCLUSIONS

1° Il est des pleurésies dont l'épanchement récidive avec ténacité après chaque thoracenthèse ; la ponction dans ces cas n'est qu'une nécessité et non un traitement; elle peut d'ailleurs entrainer des conséquences qui reconnaissent surtout une origine mécanique, par suite des variations de la pression intrapleurale.

2° Dans ces cas la substitution d'air au liquide de l'épanchement, c'est-à-dire la création d'un pneumothorax artificiel, constitue un véritable mode de traitement.

3° Le pneumothorax ainsi créé n'a aucune action nocive, agit peut-être par des modifications biologiques, mais surtout d'une façon mécanique :

en empêchant la reproduction de l'épanchement ;

supprimant les inconvénients inhérents aux propriétés physiques du liquide ;

immobilisant le poumon malade et lui faisant un coussin élastique qui ménage sa distension progressive.

4° La création d'un pneumothorax artificiel est surtout indiquée dans les épanchements à répétition du début de la tuberculose.

5° On peut injecter un autre gaz, tel que l'azote, au lieu d'air au cas où celui-ci se résorberait trop rapidement.

6° Le manuel opératoire de la thoracentèse est à peine plus compliqué et l'on est sans inquiétude sur ses accidents terminaux.

BIBLIOGRAPHIE

ARLOING. — Comptes rendus hebd. Soc. de biologie, 1900.

BARD. — Recherches cliniques et expérimentales sur la pression des épanchements pleuraux. Revue de méd., mars et avril 1902.

H. BERNARD. — Pneumothorax favorable. Méd. mod., 1897. VIII. p. 419.

BRUAL. — Action thérapeutique de l'air sur les séreuses. Th. Bordeaux, 1898.

BUNGE. — Contribution al estudio del tratamiento de la tuberculosis de las serosas. Th. Buenos-Aires, 1901.

CASTAIGNE. — Etude physiologique de la plèvre malade. Bulletin et mém. de la Soc. méd. des hôpit. de Paris. 1900, 3ᵉ sem., XVII.

P. COURMONT. — Séro-diagnostic des épanchements tuberculeux. Presse méd., 11 juin 1898.

DEMARQUAY. — Essai de pneumatologie médicale. Paris, 1866.

DEMARQUAY et LECOMTE. — Les gaz de l'hydropneumothorax. Gaz. méd., 1854.

DESPLATS. — Dangers d'évacuation des épanchements pleuraux. Journ. des sc. méd. de Lille. 6 juillet 1888.

— Eclampsie pleurale. Sem. méd., septembre 1885.

Ewart et Benham. — Perflation. Soc. de méd. de Londres, mars 1897.

Ferrand. — Th. Paris, 1881. Pleurésies séreuses dans leur rapport avec la tuberculose pulmonaire.

Forlanini. — Traitement de la tub. pulm. par création d'un pneumothorax artificiel. Gazetta medica di Torino. 1895.

Furbringer. — Valeur des méthodes de ponction et nouvel appareil. Berlin. Klin. Woch. 19 et 26 mars, 2 avril 1888.

Galliard. — Pneumothorax simple. Arch. gén. de méd., mars et avril 1888, p. 275.

Galliard. — Les pleurésies providentielles. Sem. méd., 9 juin 1897.

Guérin. — Perméabilité pleurale. Journ. de méd. de Bordeaux, 1900, xxx.

Hamburger. — Influence de la pression sur la résorption des liquides. Rev. de méd., déc. 1895.

Lamandé. — Etude sur les convulsions épileptiformes par injections dans la cavité pleurale. Th. Paris, 1896.

Lewaschew. — Substitution de liquides indifférents dans la pleurésie. Vratch. 11 nov. 1896.

Maignot. — Th. Lyon. 1898. Traitement de l'ascite par les injections intra-péritonéales d'oxygène.

Montagnon. — Loire médicale. 1891.

Perrachon. — Th. Paris, 1883. Disparition du pneumothorax par perforation.

Phalip. — Th. Paris, 1900. Pneumothorax accidentel et pneumoth. artificiel par injections gazeuses.

Picot. — Gaz. hebd. des sc. méd. de Bordeaux. 1884.

— Cliniques médicales, 1892.

Pitres. — Tension dans les épanchements pleurétiques. Journ. de méd. de Bordeaux, 21 août 1881.

— Les signes physiques des épanchements pleuraux. Bordeaux, 1900.

Potain. — Comptes rendus de l'Académie de médecine. 24 avril 1888, in Bulletin méd. 1888, p. 555.

RAMOND et TOURLET.— Pouvoir absorbant de la plèvre. Press^e méd., 1900, xxi.

RIBAS Y PERDIGO. — XIIIe congrès intern. de méd., section de path. int. Paris, 1900. Comptes rendus, p. 272.

RIVET. — Traitement des épanchements chroniques séreux. Th. Lyon, 1898.

RODET et NICOLAS. — Modifications d'une masse gazeuse injectée. Sem. méd., 1897, n° XVII; et Arch. de phys., x. 1898, p. 28.

SARROUY. — Les injections antiseptiques intra-pleurales. Th. Paris. 1892.

SECRÉTAN. — Pneumothorax accidentel : Revue méd. de la Suisse romande, juin et juillet 1888.

SMOLIANOFF. — Les traitements de la pleurésie. Th. Paris, 1898.

TALAMON. — Les pleurésies d'autrefois et leur prétendue bénignité. Méd. mod., 1892.

TAPRET. — Arch. gén. de Méd., 1885, premi. sem.

TEISSIER. — Injections gazeuses et bacilles de Koch. Congrès de la tub., 1898.

IMPRIMERIE F. DEVERDUN, BUZANÇAIS (INDRE).

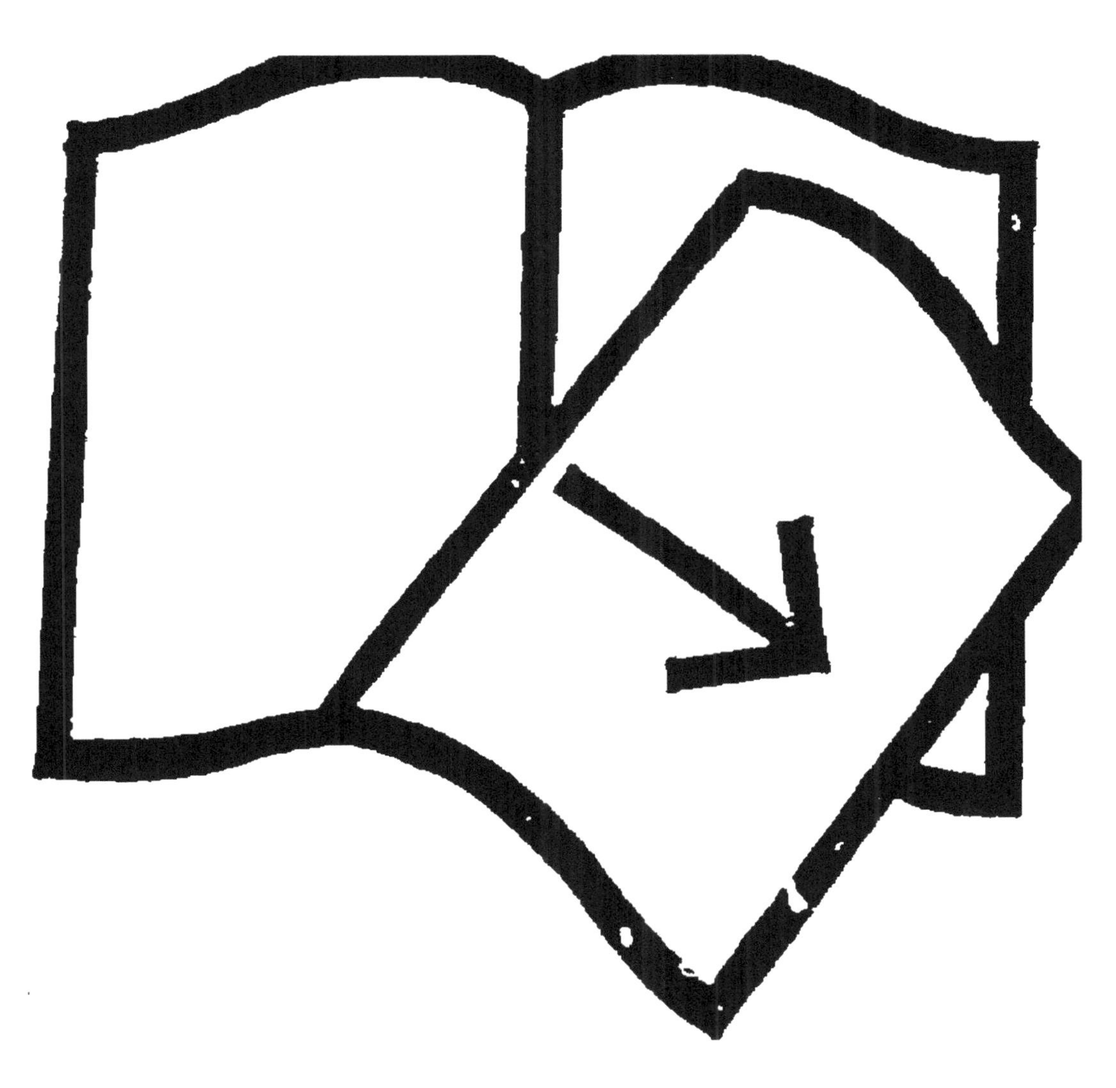

Documents imprimés (pages, cahiers...)
NF Z 43-120-13

9 782016 166437